Docteur A. CHAMBRETTE

Tuberculose chirurgicale infantile chez les hérédo-spécifiques et traitement mercuriel

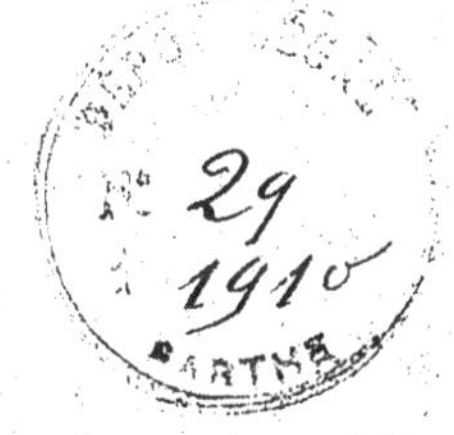

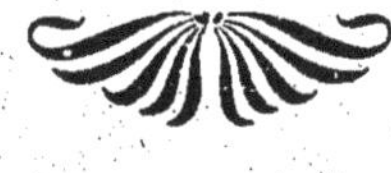

PARIS
G. STEINHEIL, ÉDITEUR
2, RUE CASIMIR-DELAVIGNE, 2

1909

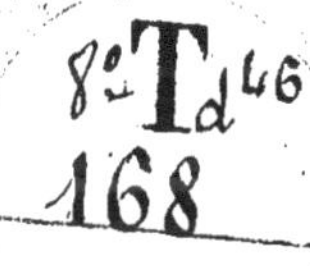

Docteur A. CHAMBRETTE

Tuberculose chirurgicale infantile chez les hérédo-spécifiques et traitement mercuriel

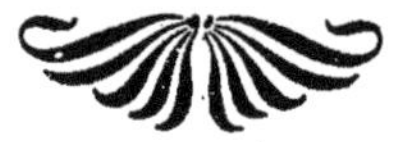

PARIS
G. STEINHEIL, ÉDITEUR
2, RUE CASIMIR-DELAVIGNE, 2

1909

A MON PRÉSIDENT DE THÈSE

M. LE PROFESSEUR SEGOND

CHIRURGIEN DE L'HOSPICE DE LA SALPÊTRIÈRE

OFFICIER DE LA LÉGION D'HONNEUR

A MES MAITRES DANS LES HOPITAUX

M. LE Dr THIERY

CHIRURGIEN DE L'HOPITAL TENON

M. LE Dr RENON

MÉDECIN DE NECKER

M. LE PROFESSEUR RECLUS

CHIRURGIEN DE L'HOTEL DIEU

M. LE PROFESSEUR LANDOUZY

MÉDECIN DE L'HOPITAL LAENNEC

M. LE Dr MAYGRIER

ACCOUCHEUR DE LA MATERNITÉ

M. LE Dr BROCA

CHIRURGIEN DE L'HOPITAL DES ENFANTS MALADES

à la bienveillance duquel nous devons le choix du sujet de cette thèse.

AUX DOCTEURS QUI EN DIFFÉRENTES CIRCONSTANCES NOUS ONT PRODIGUÉ LEURS CONSEILS

M. LE Dr SERGENT

MÉDECIN DE L'HOPITAL NECKER

MM. LES Drs VERLIAC, BRECHOT, LORTAT-JACOB, GENÈVRIER.

AVANT-PROPOS

Ayant eu l'occasion de soigner plusieurs enfants tuberculeux et hérédo-spécifiques, nous les avons soumis au traitement antisyphilitique, espérant, sinon les guérir, du moins améliorer le terrain et rendre leur tuberculose plus facilement curable.

S'il est en effet communément accepté de nos jours que le traitement mercuriel soit funeste à la tuberculose, tous les auteurs ne partagent pas cette opinion.

« J'ai la conviction, dit M. Sergent, et cette conviction « repose sur un nombre de cas bien et longtemps obser- « vés, que la tuberculose chez les syphilitiques est justi- « ciable du traitement antisyphilitique et qu'elle est amé- « liorable et même curable par ce moyen, dans la grande « majorité des cas.....

« Je crois que la scrofule, affection primitivement « banale du rhino-pharynx ouvre la porte à la scrofulo- « tuberculose, et qu'elle a elle-même pour origine, une « prédisposition spéciale créée par l'hérédo-syphilis. »

Ainsi, le traitement mercuriel rationnel chez les adultes syphilo-tuberculeux, l'est non moins chez les tuberculeux descendants de syphilitiques, et avec M. Sergent nous pouvions attendre de ce traitement;

1° L'amélioration du terrain.

2° La diminution et la disparition rapide des bacilles de Koch.

3° La cicatrisation des lésions.

Cicatrisation d'autant plus probable que la syphilis, chez l'adulte, possède une action frénatrice sur la tuberculose, et que les anciens « syphilisés néotuberculeux, aboutissent au sclérolate de tuberculose ».

Certaines difficultés d'ordre matériel n'ont permis qu'en partie la vérification de la deuxième hypothèse, à savoir. diminution et disparition des bacilles de Koch.

Les résultats obtenus ont à peine confirmé les autres ; Il ne nous a pas paru que le traitement mercuriel améliorat de façon évidente l'état de nos petits tuberculeux entachés de syphilis héréditaire.

Nous n'en présentons pas moins nos observations. Après quelques mots sur le terrain hérédo-spécifique et tuberculeux, et sur l'aspect extérieur des lésions présentées par les malades, nous avons envisagé l'action du mercure dans l'hérédité spécifique, sur le bacille tuberculeux, puis l'action de l'iode et du mercure sur le sang et les tissus pathologiques, et en particulier sur les lésions tuberculeuses présentées par les malades dont les cas sont relatés dans nos observations.

TUBERCULOSE CHIRURGICALE INFANTILE
CHEZ LES
HÉRÉDO SPÉCIFIQUES ET TRAITEMENT MERCURIEL

1o Historique.

L'usage du mercure ne fut pas toujours aussi restreint que de nos jours. L'empirisme de jadis en faisait « une selle à tous chevaux » (Astruc), il était employé par tous, au grand dommage des patients et Conrad Gilini est obligé d'exhorter les malades, « ne temere confidant istis imperitis ut barbitonsoribus ac cerdonibus et maxime viatoribus qui nostrarum carnium sunt carnifices ».

Aussi cette idée du traitement de la tuberculose chez les syphilitiques n'est pas neuve, et Bordeu en 1767 soignait à Barèges les écrouelleux par le mercure.

Jean Hunter au contraire, dans le cadre de la scrofule fait entrer un grand nombre de maladies et considère les scrofules comme complication de syphilis. Il ne veut, en fait de thérapeutique, que l'intervention chirurgicale, sinon l'abstention, mais jamais de mercure, car dit-il : « scrofule et vérole ne rentrent pas dans les associations heureuses où le médecin peut associer les deux traitements ».

A passer en revue les auteurs, nous aurions une longue suite d'affirmations et d'infirmations. Nous n'en verrons que quelques-uns.

Nicolas Chambon de Montaux bien qu'opposé en principe au traitement mercuriel de cette catégorie de malades, traite les adultes, et les adultes seulement vigoureux, par le sublimé ; ceux qui sont *minés* par leur affection, par les reconstituants.

Baumès cité par le précédent comme une autorité, trouve que la scrofule, de nature tuberculeuse, s'aggrave de syphilis et est justiciable du traitement hydrargyrique. Il rapporte même une observation d'un enfant hérédo-syphilitique phtisique guéri par lui par le mercure.

J. L. Petit traite en général et la scrofule et la vérole au moyen de frictions mercurielles ; il donne aussi une observation des bons effets du traitement dans un cas de syphilis combiné à la phymatose.

L'opinion médicale s'affirme de plus en plus, qui range la scrofule parmi les manifestations de la tuberculose.

Bouchut reconnaît trois périodes à la scrofule et lui nie une origine hérédo-spécifique, cependant dans la thérapeutique de cette affection, il indique le mercure à prendre sous forme d'iodure ou biiodure.

Verneuil indique les rapports de la tuberculose et de la syphilis. Pour lui le mercure doit être employé conjointement à l'iode dans ces circonstances.

Ferras, de Bagnères-de-Luchon se déclare partisan du même traitement.

M. Jousset indique la syphilis, la misère et l'alcoolisme des parents, comme étiologie de la scrofule, mais il n'emploie le mercure sous aucune forme.

N. de Dominici et Barthélemy indiquent chacun le mercure comme médicament de cette affection ; le premier même en fait chez les nourrissons hérédo-spécifiques un usage prophylactique de la tuberculose.

Les observations rapportées par Patoir n'encouragent pas non plus à tenter le traitement hydrargyrique chez les adultes tuberculeux et syphilitiques.

M. Sergent, dans son livre *Tuberculose et Syphilis* préconise un traitement iodé très intense chez les tuberculeux syphilitiques et hérédo-syphilitiques; dans l'appréciation des résultats qu'il obtient, il ne fait pas assez entrer l'iode en ligne de compte.

Bernhardt de N.-Y. en 1908, soigne 433 syphilitiques par injections mercurielles. Un certain nombre sont tuberculeux; sans idée préconçue leurs observations sont prises. Il tire cette conséquence qu'après amélioration au début, sauf dans la tuberculose oculaire le traitement hydrargyrique continué rend plus grave la tuberculose.

MM. Landouzy et Renon sont opposés à tout traitement mercuriel chez cette catégorie de malades.

Les hérédités syphilitiques et tuberculeuses.

A côté des manifestations purement syphilitiques que peut présenter un enfant issu de souche spécifique, il faut ranger celles qui appartiennent à l'hérédité spécifique. Les premières sont dues au spirochète, passé en nature de la mère au fœtus; les autres sont considérées comme para-syphilitiques et sont analogues à celles dues à toute autre cause que la spécificité.

Les premières, de nature syphilitique constituent ce qu'on appelle la syphilis héréditaire; les secondes, lésions non syphilitiques toxi-infectieuses syphilitiques, constituent l'hérédité spécifique.

La syphilis héréditaire comprend la transmission directe de la syphilis des parents aux enfants, elle donne des lésions spécifiques. L'hérédité spécifique n'est qu'un trouble dans l'évolution de l'embryon, elle est d'origine spécifique, mais non de nature spécifique; c'est elle qui produit les tares organiques et fonctionnelles, troubles de nutrition, de développement embryonnaire sans aucun caractère spécifique, tels que les produisent l'hérédité morbide en général. La syphilis a elle seule, en effet, réalise toutes les conditions capables de provoquer les diverses manifestations de l'hérédité morbide par l'influence qu'elle exerce sur la natalité, la production de monstruosités, les tares et dégénérescences; à elle seule, on peut dire qu'elle englobe la pathologie morbide tout entière et celle des générations successives.

Cette hérédité spécifique est différemment comprise par les syphiligraphes, et, pour M. Hallopeau, l'origine de ces accidents para-syphilitiques est la même que celle de la syphilis héréditaire. Pour lui, pas d'hérédité toxi-infectieuse. La transmission du spirochète se fait dans les deux cas, le parasite se développe dans l'embryon, les déformations ne sont que secondaires à ce développement : « deutéropathiques » dit-il.

Mais, toute la question de cette descendance ne repose pas uniquement sur la conception et la distinction de la nature et de l'origine des symptômes qui permettront de poser le diagnostic d'hérédo-spécificité. Cette hérédité dépend encore et étroitement de l'état des parents avant, pendant et après la conception. Elle est variable suivant que ses effets peuvent provenir du père, de la mère ou des deux en même temps ; elle dépend aussi directement de l'état maternel consécutif à la conception, d'où le rôle bien plus grand, plus considérable joué ici par la mère que par le père.

Il nous faudra donc faire la part de l'état morbide des parents, anté-conceptionnel, conceptionnel, post-conceptionnel paternel, maternel ou conjugal, ou morbidité intra-utérine.

On peut songer combien est différente la résultante pour le produit de conception suivant qu'il y a hérédo-transmission, hérédo-contagion, hérédo-morbidité intra-utérine. Dans le premier cas, elle vient de la fécondation, le père seul était malade, dans le second, la mère seule était atteinte ; dans le troisième, la transmission était héréditaire et venait des deux.

Cette résultante sera encore différente suivant que l'un ou l'autre des conjoints sera sain ou entaché d'alcoolisme, de saturnisme, d'hydrargyrisme suivant qu'il sera goutteux, herpétique, suivant que les deux parents seront diathésiques, suivant qu'ils seront en proie à une maladie aiguë ou chronique, comme la tuberculose.

Pour la tuberculose, l'effet sera différent suivant que l'enfant sera issu d'un ou de deux parents syphilitiques ou tuberculeux, ou s'il n'est pas né tuberculeux héréditaire et prend sa tuberculose petit ou grand déjà. Un facteur interviendra : le terrain hérédo-phymateux ; on peut vérifier en clinique que la cause de la tuberculose infantile est bien souvent dans les ascendants, et qu'ils étaient tuberculeux au moment de la conception.

Cette hérédité tuberculeuse est de nos jours très discutée.

Rayer dit que l'homme apporte en naissant, une prédisposition héréditaire à la phtisie, mais qu'on ne rencontre jamais de tubercules dans le poumon de nouveau-nés issus d'individus phtisiques.

Pour Wirchow la tuberculose est une maladie de période extra utérine.

Conheim se demande si les cas de tuberculose du fœtus existent.

Pour le Professeur Hutinel au contraire, la tuberculose fœtale est fréquente, plus fréquente qu'on ne le croit, beaucoup de cas passent inaperçus, car la tuberculose héréditaire est compatible avec une survie plus au moins longue.

Birch-Hirschfeld et Schmorl, donnent cependant une observation d'enfant extrait de la cavité utérine d'une mère phtisique immédiatement après la mort, porteur de lésions tuberculeuses vérifiées par le microscope et l'inoculation.

M. Rénon montre que le sang du cordon du fœtus issu de mère tuberculeuse, est bacillifère.

Pour le Professeur Landouzy, le fœtus par hérédité tuberculeuse est petit et chétif. Cette hérédité tuberculeuse vient du parent tuberculeux, mais le germe (et la théorie de l'hérédo-spécificité de M. Hallopeau est en cela comparable), la graine, passe du père ou de la mère au fœtus, et cela toujours. Secondairement, le jeune bacillisé mis de par son hérédité tuberculeuse en état de résistance inférieure et de réceptivité plus grande, devient tuberculeux par germination, pullulation du bacille tuberculeux dans son organisme. Mais le pronostic n'est pas fatal, le grain peut mal lever, l'enfant fait une localisation, et cette localisation fait une cicatrice et l'enfant vivra comme père et mère.

Point n'est ici le lieu de donner des preuves de cette tuberculose héréditaire; elle existe cependant, puisqu'il en est des autopsies relatées dans la littérature médicale. Les travaux de MM. Charrin et Nattan-Larrier qui attirent l'attention sur la non spécificité des altérations que présentent les viscères des enfants issus de mères tuberculeuses, de Rivière qui veut que ces mêmes lésions ne soient pas tuberculeuses, de Péhu et Chalier dans leur étude critique, tendraient à mettre en relief l'hérédité tuberculeuse et ses dystrophies.

Ce n'est cependant pas la seule manière pour l'hérédo-spécifique de devenir tuberculeux, et comme chez tout autre, viendront du dehors s'ajouter des germes tuberculeux au germe contenu en lui.

Anémie. — Quelle que soit d'ailleurs la façon dont le bacille tuberculeux a pris possession de l'organisme hérédo-syphilitique, il s'y développe et prospère. « L'hérédo-syphilis est un fumier sur lequel poussent tous les germes, c'est le lit de la tuberculose ». On peut en voir la raison, en ce que l'hérédo-spécifique est, avant tout un chloro-anémique. Chez lui, le globule rouge est de mauvaise qualité, de fragilité extrême ; l'étoffe est mauvaise; sa teneur en hémoglobine est supérieure à la normale, mais il y a hypoglobulie.

Le pourcentage des globules blancs, est par contre supérieur au taux ordinaire, et on compte 50 à 60.000 globules blancs par millimètre cube, sans qu'à cette augmentation corresponde vraisemblablement une augmentation de la phagocytose. La résistance de l'organisme infecté à l'invasion bacillaire diminue avec cette anémie et paraît même en raison inverse de sa gravité. Dans les observations rapportées, les enfants qui s'en sont tirés avec le moins de frais, sont ceux de constitution robuste ; ceux dont l'anémie était profonde, et l'organisme déprimé ont généralisé très vite leurs lésions et se sont montrés plus sensibles au traitement hydrargyrique que les premiers. Il est à remarquer également que le milieu auquel appartenaient les enfants, fut pour beaucoup dans l'évolution des lésions, et que là où les trois misères ne furent pas réunies, les résultats furent plus heureux.

Lésions syphilitiques et tuberculeuses. Lésions hybrides.

A s'en rapporter aux observations recueillies, on voit que lésions syphilitiques et lésions tuberculeuses évoluent souvent séparément sur le même enfant.

Par exemple à côté de lésions osseuses de côtes nécessitant des résections, à côté d'abcès que l'autopsie reconnaît d'origine pottique, un enfant peut présenter une lésion syphilitique du tibia ; hyperostose en fuseau occupant toute la diaphyse, os nouveau formé à l'entour de l'ancien et remplissant tout l'intervalle de son ombre épaisse ; secondairement cette lésion peut suppurer interminablement comme une lésion tuberculeuse (obs. 10).

Ou bien des lésions syphilithiques évoluent tout d'abord (obs. 1, 2 et 3), puis à un âge plus avancé, se manifeste la tuberculose. Chez d'autres rien ne permet de poser le diagnostic de syphilis héréditaire, sinon les antécédents, puis, survient un mal de Pott (obs. 4, 7) ou bien la radiographie montre une lésion tuberculeuse occupant presque la totalité de l'épiphyse (obs. 5). Une lésion analogue évoluera moins gravement, localisée à l'épiphyse fertile du tibia du sujet de l'observation 6.

D'autres fois, les caractères distinctifs sont moins visibles, la lésion paraît tenir de l'une et de l'autre de ces deux affections. L'évolution n'est plus parallèle, les deux états s'influencent; on cherche vainement un caractère macroscopique, qui éclairera le diagnostic. Un enfant (obs. 9) commence sa maladie sous le masque de polymyosite infectieuse. Le diagnostic est établi indirectement, grâce à une injection positive de pus à un cobaye. Les lésions cutanées qu'il présente à son retour de Berck n'ont rien de caractéristique, des gommes multiples sont disséminées sous la peau. Le traitement par HgI^2 en fait disparaître un certain nombre, en fait ulcérer quelques-unes qui ressemblent plus à des gommes syphilitiques que tuberculeuses, par la substance homogène et de belle couleur beurre qu'elles laissent éliminer, et permet aussi la cicatrisation de vastes pertes de substance tégumentaire. Mais ce que nous avons dit de l'hybridité de lésions se remarquera surtout à propos du lupus des fosses nasales, des lésions mixtes du larynx et des joues, des muqueuses et de la peau. Le mercure ne les guérit qu'en partie. Elles restent alors parfaitement reconnaissables pour des lésions tuberculeuses en activité, et ne se ferment bien souvent que pour récidiver ainsi que l'a démontré Bertarelli au congrès de Tuberculose de 1900, par les nombreuses observations qu'il a apportées.

Les deux diathèses choisissent chacune leurs organes; la phymatose aime les os courts, le périoste, les ganglions, la peau; la syphilis affectionne la diaphyse des os longs et leur périoste; elle éveille les scrofules, et aggrave celles des muqueuses. Il semble qu'il y ait entre elles parfois échange de bons procédés, la tuberculose attire la syphilis sur les organes qu'elle affecte elle-même de préférence, favorise l'apparition de graves lésions spécifiques, les entretient, les rend tenaces, fixes, rebelles, les accroît, les généralise ou crée des ulcères et des suppurations. « Ces « deux vices, dit Baumès, produisent des effets destruc- « teurs, dégradent plus promptement la constitution géné- « rale et produisent des ravages aussi multiples que « fâcheux. Les hyperostoses se multiplient, elles suppu- « rent plus ordinairement que celles qui sont simplement « syphilitiques et l'espèce de carie qui succède est toujours « très fâcheuse. En général les os longs sont fortement affec- « tés, et, c'est pour l'ordinaire, dans leur milieu et dans leur « intérieur. Lorsqu'au contraire l'activité du virus scrofu- « leux prévaut, les glandes s'engorgent rapidement, du « moins, les divers états par lesquels passent ces glandes « ont un cours beaucoup plus précipité et plus remar- « quable. »

Mercure et hérédité spécifique ; mercure et bacillus tuberculosis.

Il est possible que tous les cas d'hérédo-spécificité ne soient pas heureusement influencés par le traitement mercuriel. On a vu plus haut comment il fallait entendre l'hérédité syphilitique : étant en présence de lésions ou d'affections nullement syphilitiques, résultat d'un trouble évolutif de l'embryon, on peut conclure qu'alors le traitement sera impuissant, et, les cas peuvent être nombreux dans lesquels on sera tenté d'instituer le traitement, alors que l'enfant tuberculeux ne sera qu'entaché d'hérédité syphilitique. Dans ces cas le bacille seul serait en contact avec le mercure.

Or, *nos observations ne permettent pas de reconnaître au mercure vis-à-vis de la tuberculose une action préventive ou curative.* Nos trois premières observations tendent à démontrer que l'action préventive est nulle, et les résultats généraux que nous avons obtenus ne nous permettent guère de croire à une action curative.

L'action adjuvante antiseptique qu'on peut invoquer pour le mercure et ses sels vis-à-vis du bacille tuberculeux, ne serait pas démontrée non plus si l'on s'en tient à nos observations.

Il a été impossible, probablement à cause du petit nombre habituel de bacilles dans le pus tuberculeux, de vérifier si le traitement spécifique amenait la diminution ou la disparition rapide des bacilles de Koch, et, par là de prouver l'action microbicide du traitement ; au contraire, l'observation 9 montre la présence du bacille dans le pus, après plusieurs séries d'injections et sa virulence après inoculation.

Des expériences de laboratoire ont été faites, qui ont pour but l'étude de l'action antiseptique du sublimé sur le bacille de Koch.

Mais il y a loin d'un tube de culture à un organisme bacillisé.

Au cours de ses recherches, Yersin en 1888 fait tomber quelques gouttes d'une culture de bacilles dans un tube renfermant la solution de sublimé, après un certain temps de séjour à l'étuve, il en tire quelques gouttes pour ensemencer des tubes où ils peuvent cultiver s'ils ont encore quelque vitalité. Il reconnaît qu'il faut *dix minutes* pour tuer la totalité des bacilles à une solution de sublimé à 1/1000.

Au contraire, Parrot et Martin étudient sur du suc d'organes tuberculeux, l'action d'une même solution de sublimé et voient que le bacille est encore virulent après *24 heures* de contact.

Les recherches tentées directement sur des animaux vivants sont plus rares. Schill et Fischer injectaient à des cobayes des crachats tuberculeux après leur avoir fait subir l'action de divers antiseptiques, mais l'action des sels de mercure n'a pas été étudiée par eux.

Nous n'avons pas remarqué qu'il ait été fait d'autres études sur l'action du mercure sur des cultures de bacilles en sac de collodion dans le péritoine de cobaye, ce qui aurait pu, dans une certaine mesure nous éclairer.

Action de l'iode et du mercure sur le sang et les tissus pathologiques.

Les enfants dont nous rapportons ici les observations n'ont pas suivi exclusivement le traitement hydrargyrique mais le traitement mixte.

Or, d'après les recherches de M. Lortat-Jacob à la clinique de l'Hôpital Laënnec, on sait que les globules blancs sont les agents principaux de l'absorption de l'iode. Son action toxique dans le sang se porte sur les polynucléaires qu'elle tue. Une mononucléose secondaire abondante est provoquée, d'où, augmentation de la phagocytose. Enfin nous voyons la suractivité du tissu lymphoïde des ganglions et de la rate, d'où ces deux grandes indications : emploi de l'iode dans les maladies chroniques, et à titre d'agent immunisateur. Réserve donc, doit être faite forcément sur la valeur plus grande de l'iode que du mercure, au point de vue du rétablissement de la santé du tuberculeux et de la cicatrisation de ses lésions, et cela doit intervenir dans l'appréciation des résultats obtenus.

On sait que l'hérédo-syphilitique est avant tout un chloro anémique, et, le mercure vient combattre cette chloro-anémie en tuant les leucocytes.

Faisant l'analyse chimique du sang d'animaux soumis à des injections mercurielles, Stassano et Brouardel trouvent que le culot provenant de la centrifugation et constitué uniquement de lymphocytes contient du mercure. Le plasma sanguin de ces mêmes animaux contenant en plus grande quantité que le plasma normal de l'albumine et des phosphates, ils concluent à la présence de nucléine, et, de là, à l'hypoleucocytose causée par la désagrégation des leucocytes à l'intérieur des canaux sanguins. Le sang acquiert, disent-ils, une plus grande coagubilité et devient particulièrement apte à la cicatrisation des plaies. Le rôle qu'il faudrait accorder aux leucocytes dans l'absorption du mercure serait considérable ; ils le véhiculeraient dans l'organisme pour l'éliminer enfin de compte par l'intestin (Gautier).

Ainsi la syphilis héréditaire augmente le nombre des

globules blancs, le mercure contrebalance cette anémie, en en diminuant le nombre (Justus) et en augmentant celui des hématiés (Wilbouchewitch), pourvu toutefois qu'un traitement rationnel soit fait.

S'il est trop longtemps continué, ou si la quantité absorbée est trop forte, il y a intoxication et leucolyse.

L'étude de l'action du mercure sur les tissus pathologiques, a été entreprise il y a quelques années déjà. Justus de Vienne, examine histologiquement la régression de syphilides secondaires au cours d'un traitement. S'appuyant également sur des recherches histologiques et bactériologiques, Leloir rapporte un cas de syphilo-scrofule améliorée par le mercure. Une biopsie est faite par lui avant tout traitement et, après coloration des coupes faites, il porte le diagnostic de lésions mixtes basé sur la présence de quelques bacilles et de cellules géantes, à côté de lésions gommeuses syphilitiques. Après traitement, on voit encore bacilles et cellules géantes, mais de place en place tractus de cicatrisation. Cliniquement, la lésion est améliorée. De même Longin considère comme possible l'amélioration de lésions hybrides sous l'influence de sels de mercure, mais il n'y a pas de guérison. La clinique montre un fait semblable, pour les lésions mixtes de la gorge, du nez et du larynx.

Action du traitement mercuriel sur les lésions tuberculeuses chez les Hérédo-syphilitiques (résultats personnels).

Nous avons déjà dit que l'examen de nos observations ne pouvait pas conduire à une conviction aussi absolue sur l'efficacité du traitement spécifique ou même du traitement mixte dans la tuberculose osseuse ou ostéo-articulaire chez les enfants hérédo-spécifiques. Si l'on a pu noter quelque amélioration locale, on ne peut voir l'évolution devenir moins maligne, ni la durée de l'affection plus courte.

Cette efficacité douteuse du traitement, nous a paru d'autant plus sensible que nous sommes habitués à des résultats tout différents dans l'administration du mercure contre les lésions purement syphilitiques. Dans ces cas, en effet, quelques jours seulement après le commencement du traitement, on voit un mieux manifeste dans l'aspect des lésions. Les plaies se ferment, les fistules s'oblitèrent, les pseudo-tumeurs blanches régressent, et cela dans un temps variable, mais qu'on peut estimer court. Dès le huitième ou dixième jour, le mieux est déjà manifeste; suivant l'importance des pertes de substances, la profondeur des lésions, la cicatrisation complète se fait plus ou moins attendre; rarement on fait deux séries d'injections, mais, tout le temps, on peut suivre les progrès faits. Au jour le jour, on voit le liseré épidermique avancer vers le centre ou bien le centimètre montre la diminution du volume de l'hydarthrose.

Il est à remarquer que le traitement chirurgical, par évidement, n'est pas favorable dans ces cas; il est souvent suivi de séquestre, nécessite plusieurs interventions successives, et reporte à quelquefois des années la cicatrisation des plaies opératoires. (Ménard, *Gz. Hôp.* 1908, n° 31.)

Dans nos observations, uniquement relatives à des tuberculoses développées chez les syphilitiques, l'action modificatrice du traitement se manifeste parfois assez rapidement. Dès les premiers jours, les bourgeons atones des bords et du fond des plaies, se gonflent, se colorent, reprennent vie ; mais à cela paraît le plus souvent se limiter le processus de réparation, et les plaies, les fistules continuent à souiller les pansements (obs. 4 et 7). Quelquefois, à une époque plus ou moins éloignée du commencement du traitement, survient une cicatrisation, tout éphémère d'ailleurs (obs. 6) car les réveils ne sont pas rares (obs. 9) ; six à huit jours ont suffi pour marquer le commencement de l'action mercurielle ; une série de vingt injections peut être nécessaire pour atteindre cette cicatrisation précaire. Un cul-de-sac quelconque est resté fistuleux, un décollement a persisté plus ou moins important et sous la cicatrice, au niveau de la peau, du pus se collecte à nouveau, qui fait une ulcération. Par un processus analogue, l'orifice externe d'une fistule s'oblitérera d'abord, mais, le trajet continuant à suinter, un cratère s'ouvrira à nouveau (obs. 6). Une intervention est souvent nécessaire (un évidement fait six mois après la dernière série d'injections dans la sixième observation) pour amener une guérison complète. Un cas d'oblitération survenue spontanément dix mois après la dernière série peut-il passer pour un succès (obs. 5) ? Parfois, quelques gommes sous-cutanées disparaissent, tandis qu'à côté, d'autres s'ulcèrent et laissent voir une substance gommeuse, jaune, homogène, adhérente et compacte, s'éliminant lentement (obs. 9).

Ces modifications de l'état local ont parfois pour effet de changer l'habitus extérieur du malade, de telle sorte qu'il semble de scrofuleux, devenir tuberculeux. L'impétigo, les lésions cutanées disparaissent, mais des localisations ostéo-articulaires se produisent, qui font des malades de vrais tuberculeux.

A côté des cas favorables signalés plus haut. à côté de l'observation 8, doivent se ranger des résultats plus incertains où la médication n'a été suivie localement d'aucun effet, et où, plus que dans les autres observations, on se rend compte que le mercure n'abrège pas sensiblement la durée des lésions (obs. 4-7), surtout si l'on compare l'évolution de lésions analogues chez les tuberculeux hérédo-spécifiques soumis à un autre traitement.

En tous les cas, le traitement mercuriel ne peut en aucune façon être présenté comme devant empêcher les localisations tuberculeuses chez les hérédo-spécifiques, ni s'opposer à l'éclosion ultérieure de nouvelles localisations.

L'observation 1 montre un enfant qui a présenté une hydarthrose vraisemblablement syphilitique sur laquelle s'est greffée secondairement et développée malgré le traitement une tumeur blanche améliorée par l'immobilisation. L'observation 2 montre une coxalgie survenant chez une malade un an après le commencement d'une série d'injections, et après un traitement soutenu tout ce temps. L'histoire d'une tumeur blanche du coude évoluant sous nos yeux et qui survint chez une enfant traitée par la liqueur de V. Swieten est rapportée dans l'observation 3.

L'état général du malade périclite bien souvent au cours du traitement; généralement il maigrit, les observations 4 et 7 témoignent que cet état peut n'être pas alors très brillant, puisque les parents refusent la continuation du traitement. L'aggravation de l'état local et général peut même suivre, et si l'on interrompt le traitement, il n'y a aucune amélioration.

Nous avons deux morts à signaler; certes les cas étaient fâcheux, et nous n'avons jamais pu escompter la guérison du malade de notre observation 9, même avant tout début de traitement. Nous avions été étonné de l'amélioration survenue tout d'abord chez ce dernier, et on pouvait penser que la continuation du traitement lui serait favorable de même qu'à L... P.. (obs. 10), qui présentait une lésion hérédo-syphilitique manifeste. Il n'en fut rien, et du fait soit du cours naturel de la maladie ou simplement de la continuation du traitement, soit du fait d'aggravation par doses trop élevées, le mieux ne se maintint pas : des tumeurs blanches, des maux de Pott, sont survenus, ainsi que des abcès avec fistulisation et suppuration interminables des lésions syphilitiques.

Deux faits cependant semblent devoir être retenus : que les enfants supportent mieux que les adultes, des doses fortes de mercure, mais, que les tuberculeux hérédo-spécifiques ont un rein très sensible (obs. 9, 10 et autres non rapportées).

Il faudrait, si on voulait les traiter idéalement, en plus de l'examen des urines qui est élémentaire, pratiquer celui du sang.

Dans les urines, l'apparition de l'albumine fera cesser à jamais la médication hydrargyrique. L'examen du sang fera voir quand commencera l'anémie due au mercure et ce sera une autre indication de cesser le traitement.

On a indiqué même une quantité correspondante à

25 centigr. de benzoate Hg. à ne pas dépasser en 15 à 16 injections dans une série de cure, mais il faut se souvenir de l'appréciation de M. Pouchet . « La grave difficulté, « qu'il ne faut pas se dissimuler, c'est l'inégale impression- « nabilité, l'inégale réactivité des individus, qui sera tou- « jours cause qu'ici, comme en toute autre tentative théra- « peutique, il sera impossible de formuler une règle abso- « lue de conduite. »

Observations

Obs. 1. — *Enfant sûrement spécifique. — Survient une hydarthrose. Traitée spécifiquement. — Malgré le traitement cette hydarthrose fait place à une tumeur blanche nettement confirmée.*

F. C..., 12 ans. Mère.— Première grossesse, enfant à terme, mort à 13 mois de méningite.

Le père prend la syphilis et la donne à sa femme.

Deuxième grossesse.—Le diagnostic de syphilis est porté dans une maternité de Paris, où la mère est soignée au cours de cette grossesse. L'enfant naît à terme, c'est le malade.

Troisième grossesse. — Garçon à terme, tumeur blanche du coude et du genou.

Quatrième grossesse. — Fille à terme. Kératite phlycténulaire.

F. C... marche à 11 mois, fait rougeole et coqueluche. Entre à l'âge de 10 ans dans le service de M. Méry,. vraisemblablement pour hydarthrose syphilitique du genou, y est soigné par des injections intra-musculaires durant un séjour de deux mois et demi environ. Fait deux séjours successifs à Berck : y est appareillé. A son retour, se présente à la consultation du Dr Broca (Janvier 1909), tumeur blanche évidente.

Etat actuel. — Deux centimètres de moins du côté malade comme tour de cuisse, et un centimètre de mois comme longueur du tibia. A la palpation, pas de fongosités, pas de point douloureux. A la radiographie éclaircissement et encoche fémorale du condyle externe.

En *mars* 1909. — Fongosités du genou qui obligent à mettre un plâtre.

Par le repos, les fongosités disparaissent, tissus secs. Rectitude parfaite obtenue ; quelques mouvements de flexion et d'extension possibles six mois après.

Obs. 2. — *Hérédité spécifique, au cours du traitement une coxalgie se déclare.*

A. D..., 9 ans. Père bacillaire, spécificité remonte à 16 ans, soins longs et assidus, mauvais état général actuel.

Mère. — 9 fausses couches, dont deux morts un peu avant terme, enfin deux enfants : la malade 9 ans et un frère puîné, qui présente des signes d'hérédo spécificité, est né avant terme, a des bronchites fréquentes.

A. D..., née à 8 mois, pas de signes nets de spécificité, marche tard. En 1907-08, soignée par un docteur qui injecte environ 80 centigr. d'un sel soluble de mercure (quelques frictions mercurielles par la mère) pour troubles généraux et oculaires.

En *octobre* 1908, se seraient manifestés les premiers symptômes de la coxalgie gauche pour laquelle l'enfant est amenée à la consultation du Docteur Broca.

15 *mai* 1909. — Trois centimètres d'atrophie du côté malade. Radiographie montre déformation de la tête, du col et du cotyle, épaississement de l'ilium. Toutes lésions tuberculeuses.

L'enfant est plâtré, tout traitement spécifique suspendu, bon état à l'heure actuelle.

Obs. 3. — *Chez une spécifique héréditaire, une tumeur blanche du coude se déclare après plusieurs mois de traitement spécifique.*

S. C..., 2 ans. Père, bronchites fréquentes. Mère, accident primitif remonte à 7 ans. Trois enfants nés morts et macérés, puis un qui vécut deux jours, enfin C... qui fut traitée dès sa naissance par la liqueur de Van Swieten pour accidents spécifiques.

Rougeole il y a six mois, broncho-pneumonie il y a deux mois, peu après la tuméfaction du coude fut remarquée par la mère.

La radiographie montre tumeur blanche du coude. Extension et pronation incomplètes, flexion ne dépasse pas l'angle droit, coude globuleux, fongosités dans les culs-de-sac, atrophie du triceps. Vaginite.

La mère ne veut pas laisser plâtrer l'enfant. On fait une série d'injections Hgl². Le mouvement de supination revient en partie. La vaginite disparaît. Puis l'état reste stationnaire tant que nous avons l'enfant sous les yeux.

La mère cesse un jour de nous l'amener.

Obs. 4. — *Traitement tenté au cours de l'évolution d'un mal de Pott. Pas de mieux sensible.*

B. G..., 5 ans. Père, accident primitif remontant à 11 ans. Pas soigné d'abord, mieux plus tard. Présente trois cicatrices allongées, blanches, non pigmentées à la périphérie, adhérentes à la partie inférieure et interne du bras. Sclérodermie de la paume de la main droite, avec liseré rose à la périphérie de la plaque. Leucoplasie en arrière de la commissure droite et sur le bord de la langue.

Mère, deux fausses couches. La malade est le quatrième enfant : Le cinquième, garçon a de la polyadénite, voûte palatine ogivale, crâne légèrement natiforme. Sixième enfant, rien.

14 *décembre* 1905. — Enfant amenée à la consultation. Née à terme, après grossesse difficile, élevée au sein, coqueluche à 10 mois. Pas de rachitisme, pas de triade d'Hutchinson. Marche vers un an, s'arrête à 10 mois. Un mal de Pott survient à la région lombo-sacrée. La gibbosité s'accuse quelques mois après. Mise debout, marche difficilement, reste raide un an environ.

Vers 3 ans, abcès par congestion qui vient paraître à la face antéro-interne de la cuisse et descend jusqu'à mi-cuisse, guéri en 3 mois par ponctions et éther iodoformé, récidive un an après au même endroit, guéri par le même traitement.

Depuis deux ans, l'état de la colonne vertébrale serait le même, la gibbosité ne serait pas augmentée, douleurs spontanées nulles. Marche maintenant facile, mouvements exécutés avec raideur.

15 *Décembre.* — Un abcès chaud dont le début remonte à 15 jours, s'est formé à la marge de l'anus. L'abcès est incisé, donne issue à du pus d'aspect pottique. Un trajet est décollé jusque vers la partie inférieure et antérieure du sacrum.

3 *janvier* 1906. — Rougeole, on isole l'enfant.

15 *janvier.* — L'enfant sort de l'isolement, entre salle Archambault. L'incision donne beaucoup de pus. La scoliose a augmenté; elle est médiane, point culminant au niveau de la troisième lombaire. Petite escarre à ce niveau.

30 *janvier.* — Broncho-pneumonie qui inquiète 6 jours.

16 *février.* — Pustules ouvertes au bistouri.

22-26 *mars.* — Varicelle.

25 *avril.* — Etat général bon, enfant rendue à sa famille. Trois pertuis ouverts : marge de l'anus, racine de la cuisse et mi-cuisse. Pansements à la consultation externe.

29 *décembre.* — Sacrum compris dans le processus tuberculeux. Légère scoliose convexe gauche accompagne la cyphose lombaire. Fistules guéries, sauf celle de la marge anale, qui suppure (*août* 1907) et livre passage à des séquestres osseux à différentes époques, en *juin*, état général mauvais.

En 1908. — Pensant améliorer l'état de la malade, on commence une série d'injections Hgl^2 à la dose d'un centigramme, dose journalière qui ne sont pas continuées au-delà de la 8e. La maman est chargée de faire des frictions d'onguent napolitain : trois séries de 10, et, le 24 octobre la plaie fistuleuse est dans le même état. On ne note aucune tendance à la cicatrisation. Pas d'appétit, suppuration légère.

8 *juillet* 1909.— Sont revues la mère et la malade. Celle-là ne veut plus reprendre le traitement mercuriel à son enfant, craignant de voir sa santé péricliter comme l'année précédente. On ne note localement aucun mieux bien sensible.

Obs. 5. — *Lésion tuberculeuse de l'épiphyse inférieure du fémur, chez une enfant hérédo-spécifique. — Injections de biodure de mercure 10 mois après environ. Guérison.*

B. M..., Père bien portant.
Mère, première grossese, fausse couche.
Deuxième grossesse, avant terme, vit 5 mois.
Troisième grossesse, garçon vivant.
Quatrième grossesse, la malade.
Cinquième grossesse, garçon vivant.

Révolution de sang à une époque non précisée, pertes blanches, leucoplasie buccale.

L'aîné des enfants présente une forte asymétrie faciale, un crâne natiforme, des incisives latérales supérieures cylindriques avec encoches en coup d'ongle, une voûte palatine ogivale, la diaphyse du tibia droit augmentée de volume, en fuseau. Myopie 1. D. 25.

Le plus jeune a de la polyadénite généralisée, une voûte palatine ogivale, de l'incontinence nocturne.

Antécédents personnels. — Fluxion de poitrine chez sa nourrice.

A la suite d'un coup sur le genou, l'enfant se met à boiter, genou globuleux, actuellement légèrement fléchi. Douleur à la pression des condyles interne et externe. Atrophie musculaire. Extension limitée. Flexion limitée à angle droit. Radiographie montre hyperostose de l'extrémité inférieure du tibia de la grosseur d'une noix. Immobilisation dans l'appareil plâtré, le 29 août 1907.

19 *octobre* 1907. — Lymphangite et escarre du creux poplité. A la suite d'un abcès profond, formé au niveau du canal de Hunter, des ponctions sont faites. Mais la lymphangite gagne toute la cuisse et, en dépit des soins donnés, l'abcès se fistulise. Le pus fuse au dehors par trois fistules, la plus élevée du tiers supérieur de la cuisse, l'inférieure au creux poplité.

27 *novembre*. — La lymphangite a disparu, pansements encore quotidiens. Les fistules persistent.

Janvier 1908. — Pansement hebdomadaire, fistules fermées, sauf celle du creux poplité.

Mai 1908. — Comme on ne remarque pas de tendance à la guérison, vu les antécédents maternels, M. Sergent conseille le traitement hydrargyrique.

Deux séries furent faites de 1 demi centigramme de biiodure de Hg, puis mise à l'iodure de K. L'enfant n'a pas cessé de porter un plâtre et depuis mai marche dans la journée. A maigri, peu d'appétit.

9 *février* 1909. — La fistule du creux poplité s'est ouverte à nouveau, elle était fermée depuis un mois.

Mars 1909. — On obtient une cicatrisation définitive de la fistule. Une seconde radiographie a montré qu'il s'agissait d'une lésion tuberculeuse de l'épiphyse inférieure du fémur.

Cette guérison obtenue en 10 mois n'a pas été plus rapide que celle d'autres tuberculoses obtenue par les procédés habituels de traitement.

Obs. 6. — *Lésion tuberculeuse osseuse du genou sur hérédité syphilitique non caractérisée par stigmates classiques, traitement biioduré. — Amélioration momentanée. — Guérison après intervention chirurgicale, six mois après.*

C. G..., 13 ans et demi. — Père, céphalée fréquente et douleurs généralisées. Mère dit n'avoir fait aucune fausse couche. Une sœur moins âgée bien portante.

A. P. — Marche tard. Soigné quatre ans pour tumeur blanche des deux genoux par immobilisation dans le plâtre. Mouvements à peu près impossibles. Un abcès d'origine osseuse pointe à la partie antéro inférieure de l'épiphyse supérieure du tibia gauche, un peu en dedans, grossit, fluctue et se fistulise. Pus séreux avec grumeaux. L'enfant présentant des lésions dentaires pouvant se rattacher à l'hérédité spécifique : atrophie cuspidienne systématisée aux quatre incisives supérieures et inférieures ainsi qu'aux quatre premières grosses molaires, on tente le traitement par HgI^2 aussi longtemps qu'il est besoin. L'écoulement fistuleux ne put être tari, diminua cependant à ce point qu'il permit la cicatrisation précaire et superficielle du trajet qui se rouvrit bientôt, ne se referma plus, et nécessita une intervention chirurgicale six mois après. Un séquestre fut trouvé, l'évidement suivit, et la plaie fut cicatrisée deux mois après.

Des examens de pus furent négatifs ainsi que des injections à des cobayes. Intradermo-réaction positive. La guérison s'est maintenue.

Vers la fin du séjour de l'enfant à l'hôpital, le père est mort à l'Hôtel-Dieu d'une maladie de poitrine.

Obs. 7. — *Mal de Pott fistulisé, spécificité héréditaire; après le traitement l'écoulement purulent s'est tari, ou à peu près; par contre l'état général ne s'est pas amélioré.*

P. M..., 11 ans. Aucun renseignement sur le père. Mère morte bacillaire.

Première grossesse, mort et macéré.

Deuxième grossesse, mort à 3 ans et demi, abcès suite de rougeole.

Troisième grossesse, la malade.

Quatrième grossesse, fausse couche 4 mois.

Cinquième grossesse, morte à 10 mois.

Enfant de faible constitution. Kératite interstitielle anciennement, dont traces encore visibles actuellement, malformations dentaires qu'on ne peut rapporter qu'à l'hérédité spécifique, cicatrice de perte de substance ancienne de la cloison nasale, bosses frontales proéminentes, polyadénite.

Soignée pour tumeur blanche du coude qui ne laisse aucune trace, puis, pour mal de Pott compliqué de paraplégie flasque et, avec intermittence, d'incontinence totale.

Ce mal de Pott qui intéresse 7, 8, 9, 10, 11, 12D, 1 et 2 L, au bout de 8 ans, se complique d'abcès. Celui-ci après quelques ponctions se fistulise, pansements, extension.

Au bout de dix mois, on essaie le traitement hydrargyrique. Une série Hgl^2 est faite (un centigr. pro die), pendant laquelle on remarque élévation vespérale de la température de l'enfant qui atteint un jour 39°, et écoulement purulent de l'oreille qui cesse environ 8 jours après la dernière injection. L'écoulement du pus de la fistule étant devenu insignifiant, l'enfant est rendue à sa famille. On ne l'a plus jamais revue depuis, le père ayant fait dire qu'il était mécontent des soins donnés et qu'il trouvait l'état général de l'enfant plus mauvais qu'avant son entrée à l'hôpital.

Obs. 8 (communiquée par M. Broca). — *Accidents spécifiques et tuberculeux. — Traitement mercuriel et intervention chirurgicale. — Deux cicatrisations en deux ans, bon état général.*

Pas de renseignements sur les antécédents pathologiques héréditaires ou collatéraux.

Père et mère sont vivants.

M. C..., née à terme, angines répétées, varicelle à six ans. Agée actuellement de 9 ans et demi.

Fin 1903. — Vers l'âge de 4 ans, on s'aperçoit un jour que l'enfant boite de la jambe gauche, y éprouve des douleurs au niveau de la malléole interne droite. Puis tuméfaction rapidement survenue en dix à quinze jours, grosse d'une demi-orange, douloureuse, surtout la nuit, à la face interne du cou-de-pied droit.

Teinture d'iode, guérison en trois mois.

Mars 1904. — Très peu de temps après, à la suite d'un coup, sur le bord cubital, vers le milieu de l'avant-bras droit, apparaît une tuméfaction dure, allongée suivant l'os. Cette tuméfaction s'accompagne de douleurs nocturnes, intermittentes, violentes, réveil de douleurs qui s'étaient déjà produites en cet endroit, l'année précédente, en même temps que la tuméfaction survenue au pied droit. Le tibia gauche augmente de volume dans sa diaphyse sans qu'on puisse invoquer de traumatisme.

Vient consulter M. Broca. Traitement : KI pendant un an, et frictions mercurielles.

Le tibia gauche guérit en six semaines environ. Les douleurs persistèrent plus longtemps, fort atténuées. Toutes les autres douleurs, bras, cou-de-pied droit persistent également diminuées d'intensité. Le traitement n'a aucune action régressive sur la lésion de l'avant-bras qui suppure et fistulise.

Mars 1905. — Opération au niveau de l'avant-bras par M. Broca. Guérison en un an. Injections mercurielles à ce moment.

Dès que l'avant-bras est guéri « à la suite d'un coup encore », tuméfaction molle, rougeâtre, douloureuse du cou-de-pied droit, au même point que la première fois. Nouvelle série d'injections faites par le médecin.

Nouveau traumatisme, claudication, douleurs et, au bout de trois mois, nouvel abcès de la fistule à l'extrémité inférieure et face interne de la jambe.

Juin 1906. — Opérée une première fois au pied en avant de la malléole.

3 *Juillet* 1907. — Récidive un peu plus bas, et en avant ; à peine guérie en juillet 1908. Quelques injections de temps en temps.

Juillet 1908.— Avant-bras droit : au tiers moyen du bord cubital, longue cicatrice blanche, profonde, adhérente à l'os. A côté d'elle, une plus petite, non adhérente. Une autre cicatrice à la face antérieure.

Pied droit, encadrant la malléole interne, deux plaies opératoires et, cicatrices d'incisions à la face antéro-externe du cou-de-pied, une autre cicatrice à la plante, toutes cicatrices solides.

Excellent état général.

Obs. 9. — *Tuberculose indéniable. Amélioration des lésions cutanées rapide. Mort par aggravation peut-être consécutive à la continuation du traitement.*

A. C..., 6 ans. — Père mort de tuberculose. Septième grossesse terminée par fausse couche, un enfant mort de mal de Pott.

A. C..., huitième enfant. A la suite d'oreillons, fait un séjour aux Enfants Malades. Abcès multiples qui sont reconnus tuberculeux par inoculation (positive) du pus à cobaye. Séjour à Berck où commencent à se manifester chez lui les symptômes qui motivent son retour à Paris, où il est amené à la consultation du Dr Broca. Fait l'objet d'une communication du Dr Genévrier qui le présente à la Société de Pédiatrie. On lui avait fait quelques injections de HgI^2 et on lit cette remarque : « modifications très nettes dans l'aspect des fistules et des ulcérations, dont plusieurs sont rapidement cicatrisées » et quelques gommes sous-cutanées disparaissent. L'examen microscopique du pus avait été négatif, un cobaye inoculé était mort sans être tuberculisé le huitième jour après l'injection. Les dernières lignes du rapport demandaient « s'il s'agirait dans ce cas de lésions syphilo-tuberculeuses, analogues à celles sur lesquelles M. Sergent a rappelé récemment l'attention ». Ces bons effets dans la suite ne se maintinrent pas : une nouvelle série d'injections avait été tentée devant les bons résultats obtenus et pour pousser plus loin la guérison. Des fistules s'ouvrent, des abcès nouveaux se forment à la cuisse. Deux cobayes sont injectés de pus d'abcès non encore ponctionnés, examen positif de Koch au microscope. Les deux cobayes meurent tuberculisés chacun 5 et 6 semaines après l'inoculation : le premier avec tuberculose indéniable du péritoine et des poumons, le second avec quelques granulations du péritoine.

L'enfant lui, meurt quatre mois après, montrant par les symptômes qu'il présente, l'aggravation de ses lésions encéphaliques. Pas d'autopsie faite.

Obs. 10. — *Hérédo syphilis du tibia. Mal de Pott cervical ou sous-occipital. — Mort et autopsie.*

L. P..., 8 ans. Père. Cicatrice ancienne à gauche d'adénite rétro-maxillaire suppurée, aucun renseignement du côté maternel. Deux autres enfants puînés en bonne santé.

Antécédents personnels. — Né à terme, marche à 13 mois. Impétigo du cuir chevelu à 6 ans. Pas de renseignements précis sur l'origine de la maladie. Présente des ulcères multiples. Un à gauche du thorax, au niveau des dernières côtes. Un déborde le bord vertébral de l'omoplate droite, on y sent la membrane tuberculogène. Un au niveau des gaines des extenseurs du poignet droit, grains riziformes à ponction. Petites gommes non fluctuantes, du bras droit et du coude gauche. Fistules au niveau de l'angle de Louis à droite du sternum, cicatrices anciennes au niveau du coude gauche. Petits abcès au niveau de la base du pariétal gauche. Une ulcération au niveau de l'atlas en arrière et une autre au niveau de la protubérance occipitale externe.

Lésion diaphysaire syphilitique du tibia droit à l'examen clinique et à la radiographie. On commence les injections de Hgl^2. Ponctions des abcès, grains riziformes dans le pus de l'abcès du scapulum qui se fistulise bientôt. L'enfant maigrit. Plusieurs interventions sont tentées, résections de côtes, grattages de l'omoplate et du sternum (juillet 1908).

Troisième série d'injections au commencement d'octobre, les plaies opératoires ne se cicatrisent pas.

8 *octobre*. — Séro-diagnostic négatif. Intradermo-réaction positive d'intensité moyenne.

1er *décembre*. — Fistulisation de l'abcès situé au niveau du bras gauche. Les deux tibias forment chacun un abcès fluctuant sous la peau.

25 *janvier*. — Adéno-phlegmon retro-maxillaire du côté gauche. Incision et drainage.

21 *avril*. — L'enfant présente : ostéite du pariétal gauche, deux gommes de la nuque, des ulcères larges et vastes au niveau de l'omoplate gauche, de la crête iliaque gauche, du manubrium, de l'appendice xyphoïde, à la face interne du bras gauche, à la face dorsale de l'avant-bras droit et de l'œdème des pieds.

13 *mai*. — Vaste gomme suppurée à la face postérieure de la cuisse gauche absolument indolore et non remarquée jusqu'à ce jour.

Ascite qui nécessite paracentèse le 26 juin.

9 *août* 1909. — L'enfant succombe ayant présenté des manifestations d'accidents cérébraux : ptosis de la paupière, paralysie faciale.

Deux cobayes avaient été inoculés négativement, ayant succombé avant tuberculisation, l'examen du pus avait été négatif.

Autopsie 25 heures après la mort. — Cadavre très émacié, plaies multiples, tache verte s'étend sur tout l'abdomen.

A l'ouverture du cadavre odeur infecte.

Les poumons sont chez lui les organes les plus malades. Pleurésie bilatérale, fausses membranes très fortement organisées.

En voulant extraire les poumons, le droit se déchire et reste en partie adhérent à la plèvre au sommet et en arrière, le gauche l'est moins, présente une petite gomme superficielle en arrière et à gauche au milieu du tiers inférieur. Pleurésie ancienne. A la coupe, ils laissent couler dans leur partie inférieure une sérosité un peu sanglante et spumeuse. Leur sommet ne s'affaisse pas, et présente à la vue des granulations confluentes, au doigt on a la sensation de sable fin, teinte générale grise, semi-transparente, à droite plus étendue qu'à gauche.

Les ganglions du médiastin sont hypertrophiés, anthracosiques, résistants au doigt, un d'eux est caséeux.

Le cadavre réclamé, impossible d'examiner l'encéphale, non plus que le cou et de se rendre compte d'où venait un abcès par congestion qui, arrivé au-dessus du dôme pleural droit, envoyait un prolongement à droite et en arrière, jusqu'au niveau du 4e espace intercostal droit, à travers lequel il passait à l'extérieur de la cage thoracique. Un deuxième prolongement passe à la partie gauche du thorax où il descend jusqu'à la cinquième V. dorsale, enfin un troisième prolongement restant à droite de la crosse aortique vient derrière le sternum traverser la cage thoracique à droite et à gauche de l'articulation de la lame et du manubrium. Membrane tuberculogène très mince.

Anses intestinales un peu lavées, réunies les unes aux autres par des adhérences un peu lâches, liquide en très petite quantité légèrement louche.

Pancréas réuni à la rate par des adhérences ; une petite gomme qui existe à ce niveau, s'est ouverte, elle est extérieure à la rate et au pancréas.

Rate adhérente de partout, de consistance fibreuse à la coupe, pas de boue splénique, poids : 165 grammes. Coloration à peu près normale. Foie : périhépatite sauf à la paroi antérieure où on remarque des taches déprimées en amande jaune roux. Peut-être dégénérescence amyloïde ? Poids : 1175 grammes.

Reins volumineux et scléreux, sans cavernes.

CONCLUSIONS

Le traitement mercuriel même longtemps prolongé, chez les hérédo-spécifiques n'empêche pas l'apparition de tuberculoses chirurgicales.

Il peut provoquer une amélioration plus ou moins sensible de ces tuberculoses chirurgicales, mais pas de cicatrisation comparable à celle des lésions syphilitiques par le traitement mercuriel. On voit généralement une tentative de cicatrisation, mais qui ne va pas jusqu'à la cicatrisation ; quelquefois celle-ci survient mais si lentement qu'on ne peut pas, avec évidence l'attribuer au traitement hydrargyrique.

Si le traitement doit donner un résultat favorable, ce résultat doit s'affirmer dans les dix ou vingt premiers jours; en cas contraire, il est préférable de l'abandonner ; en effet, continué trop longtemps, on pourrait lui attribuer l'aggravation progressive des lésions tuberculeuses observées dans quelques cas. Même dans les cas favorables la guérison est longue à obtenir pour n'être parfois que provisoire.

Le traitement trop intensif ou trop prolongé, est peut-être nuisible parce qu'il diminue la résistance du sujet; nous avons observé des albuminuries qui pourraient être imputables à l'action nocive du mercure sur les reins.

L'amélioration du terrain hérédo-syphilitique ne paraît pas augmenter sa résistance vis-à-vis de l'invasion de la tuberculose : le processus de sclérose, imputable au traitement spécifique, ne paraît pas s'opposer efficacement à l'envahissement de la tuberculose osseuse chirurgicale.

Le bacille tuberculeux ne paraît pas avoir été atteint par les propriétés antiseptiques du mercure.

En général, il n'a pas été remarqué une évolution plus brève de la maladie dans le cas où le traitement hydrargyrique a été joint au traitement iodé.

BIBLIOGRAPHIE

Barthélemy. — Syphilis et tuberculose. *Congrès tuberculose.* Paris 1905.

Bernhardt. — Mercury and Tuberculosis. *N. Y. médical Journal,* 1908. 27 July. Th. *Therapeutic Gazette*, 1908. Nov. 15.

Bertarelli. — L'injection de calomel est-elle vraiment efficace contre le lupus. *Congrès Paris*, 1900.

Birch-Hirschfeld et **Schmorl.**— Bacillose fœtale. *Revue de Médecine,* 1891.

Bouchut. — Maladies des nouveau-nés, 1867.

A. Broca. — Syphilis héréditaire tardive. *Tribune médicale*, 10 oct. 1908.

N. Chambon de Montaux. — Scrofule. Manuscrit de la Faculté.

Danjou.— Ostéo-arthropathie déformante de la syphilis héréditaire. Thèse Paris, 1887-1888.

Debonnesset. — De la Syphilis héréditaire et de la tuberculose. Thèse Paris, 1905.

Doléris. — Infection intra-utérine tuberculeuse de fœtus vérifiée par inoculation. *Semaine médicale*, 1903.

Dominici. — Syphilis et tuberculose. *Congrès tuberculose*, 1905.

Fournier. — *Hérédo-syphilis de 2e génération.*

— *Traité de la Syphilis*, 1906. T. II. Fasc. 1.

— *Recherche et diagnostic de Hérédo-syphilis tardive*, 1907.

Gastou. — Syphilis héréditaire et hérédité syphilitique. *XVe Congrès*, Lisbonne 1906.

Genévrier. — *Nicolas Chambon de Montaux.* Thèse Paris, G. Steinheil, 1906.

Hutinel. — Hérédité tuberculeuse, *Congrès médecine*, 1900.

Justus. — Comment le mercure guérit dans la syphilis. *Congrès de médecine*, Paris 1900.

Kienbœk. — *Zeitschrift für Heilkùnde* (*Chirurgie*), 23-1902.

Küss. — *Hérédité parasitaire de la tuberculose humaine.* Thèse Paris.

Landouzy. — Hérédité para-tuberculeuse. *Congrès Lisbonne*, 1906.

— Hérédité tuberculeuse, hérédité de graine. *Revue de médecine*, 1891.

A. Lefèvre. — *Syphilis chez les scrofuleux.* Thèse Paris, 1881.

Lortat-Jacob. — *L'iode et les moyens de défense de l'organisme.* Thèse de Paris, G. Steinheil, 1903.

Macé. — *Traité pratique de bactériologie*, 1902.

Menard. — Contribution à l'étude clinique de radiographie de la syphilis héréditaire des os longs. *Gazette hôpitaux*, 1908, Nos 48 et 51.

Monot. — *Anémie syphilitique.* Thèse Paris, 1890.

G. Patoir. — Scrofulo-tuberculose. Syphilis et tuberculose. *Presse médicale*, 16 janv. 1901.

Pouchet. — *Pharmacodynamie.*

Sanchez-Toledo. — *Transmission du bacille de la tuberculose de la mère au fœtus. Arch. de médecine expérimentale*, 1889.

Simonot. — *Essai critique sur la pharmaco dynamie du mercure.* Thèse Paris, fév. 1908.

Stassano et **Brouardel.** — Absorption de Hg. par leucocytes *C. R. Ac. Science*, 1908.

Strauss. — *Tuberculose et son bacille*, 1895.

E. Sergent. — *Syphilis et Tuberculose*, 1907.

Variot. —Influence de l'hérédité morbide sur le développement des nourrissons (hérédité syphilitique), *clinique infantile*, 1909, n° 11.

— Influence de l'hérédité morbide sur le développement des nourrissons (hérédité tuberculeuse), *clinique infantile*, 1909, n° 12.

Verneuil. — Influence de la diathèse tuberculeuse, etc., sur la syphilis. *Congrès de Londres*, 1881, t. 2.

Yersin. —Action de quelques antiseptiques sur les bacilles. *Ann. Instit. Pasteur*, II, 1888.

TABLE DES MATIÈRES

Avant-propos 5

Tuberculose chirurgicale infantile chez les Hérédo-Spécifiques et traitement mercuriel 7

Historique 7

Les hérédités syphilitiques et tuberculeuses 9

Lésions syphilitiques et tuberculeuses. Lésions hybrides 14

Mercure et hérédité spécifique ; mercure et bacillus tuberculosis 16

Action de l'iode et du mercure sur le sang et les tissus pathologiques .. 18

Action du traitement Hg. sur les lésions tuberculeuses chez les Hérédo-syphilitiques (résultats personnels) 20

Observations 26

Conclusions 37

Bibliographie 39

LE MANS. — IMPRIMERIE MONNOYER

www.ingramcontent.com/pod-product-compliance
Ingram Content Group UK Ltd.
Pitfield, Milton Keynes, MK11 3LW, UK
UKHW012304240726
13966UKWH00004B/1615